ÜBER

PHYSIOLOGISCHE UND PATHOLOGISCHE ANPASSUNG DES AUGES.

EIN VORTRAG

VON

DR. MED. ARMIN TSCHERMAK,
PRIVATDOCENT AN DER UNIVERSITÄT HALLE A. S.

LEIPZIG
VERLAG VON VEIT & COMP.
1900

Druck von Metzger & Wittig in Leipzig.

Unter den Lebenserscheinungen unseres Sehorgans verdienen die Anpassungsphänomene besonderes Interesse nicht bloss seitens des Fachmannes, sondern auch von Seite der Biologen überhaupt. Der Begriff der Anpassung bezw. des Angepasstseins wird gegenwärtig nicht selten mit Zweckmässigkeit oder Nützlichkeit überhaupt identificirt, besonders insofern man sich „nützliche“ oder lebensfördernde, lebenserhaltende Eigenthümlichkeiten, die sog. adaptativen Charaktere, welche den Organismen typisch zukommen, durch Variation in der Vergangenheit entstanden, „erworben“ und „erblich übertragen“ denkt. Im Folgenden sei jedoch der Begriff der Anpassung in seinem ursprünglichen, rein erfahrungsmässigen Sinne gebraucht. Er sei definirt als eine durch Abänderung der Aussenbedingungen ausgelöste Reaction, welche auf einen gerade unter den geänderten Bedingungen nützlichen

Effect gerichtet ist. In der einen Reihe von Specialfällen führt diese Reaction zu einem so zu sagen labilen Zustande, beispielsweise des bilderzeugenden Apparates oder der Erregbarkeit der nervösen Theile, zu einem Zustande, der mit Wiederherstellung der früheren Bedingungen alsbald unter einer wesentlich gegensinnigen Reaction zurückgeht. In anderen Fällen dauert das Resultat des Anpassungsvorganges bei Wiederkehr der Ausgangsbedingungen oder sonstiger neuerlicher Aenderung der Verhältnisse noch einen gewissen Zeitabschnitt hindurch nach, beispielsweise die anomale Beziehung der Netzhäute bei Schielenden, oder bleibt gar zeitlebens fortbestehen.

Trotz der Richtung nach einem „specifisch" nützlichen Effect ist die Zustandsänderung nicht ausschliesslich durch die Aenderung der Aussenbedingungen verursacht, sie ist hiedurch nur ausgelöst. Diese Aufstellung sog. innerer Mitursachen für den Anpassungseffect würde allerdings weiterhin zu dem allgemeinen Problem der Zweckmässigkeit in der organischen Welt überhaupt und speciell zur Parallele der normalen Differenzirungsvorgänge, die im Allgemeinen auf einen Zukunftszweck gerichtet sind, führen. Doch genüge hier diese Andeutung.

Der nützliche Effect, auf welchen die Anpassungsvorgänge am Auge gerichtet sind, besteht entweder in der Erhaltung der normalen Leistung trotz geänderter Verhältnisse oder in der blossen Beseitigung eines damit gesetzten positiven Schadens oder endlich in dem Aufbringen einer der normalen analogen, surrogativen Leistung. Durch die erste Art des Effects sind hauptsächlich die sog. physiologischen Anpassungserscheinungen, wie sie innerhalb der normalen Schwankungsbreite der Aussenbedingungen eintreten, gekennzeichnet. Die zwei letzteren Formen des nützlichen Effectes sind zahlreichen pathologischen Anpassungsphänomenen eigenthümlich. Besonders mit Rücksicht auf diese letzteren habe ich das blosse Gerichtetsein auf einen Nutzeffect, nicht erst das Erreichen und Festhalten eines solchen als Kriterium des Anpassungsbegriffes aufgestellt. Gerade auf pathologischem Gebiete werden wir die hierher gehörigen Vorgänge in Bezug auf thatsächliche Nutzleistung oft unzulänglich finden.

Besonderes biologisches Interesse gewinnen die Anpassungserscheinungen am Sehwerkzeug noch dadurch, dass sie ein hochdifferenzirtes Organ betreffen. Im Allgemeinen erweist sich ja ein Organ umso weniger anpassungsfähig, je höher und je mehr einseitig dasselbe ausgestaltet ist. Analoges gilt von den Arten der Organismen, deren Existenzbreite, geographische Verbreitung und Individuenzahl, allerdings nur ganz im Allgemeinen, im umgekehrten Verhältniss zur Differenzirungshöhe steht.

Andererseits bildet gerade am Nervensystem das Anpassungsvermögen des Individuums ein gewisses Gegengewicht gegenüber der angeborenen Veranlagung der Art. Speciell bezüglich des Sehorgans hoffe ich zeigen zu können, dass man sein Anpassungsvermögen nicht gering veranschlagen darf.

Unter den Erscheinungen der physiologischen Anpassung des Auges ist an erster Stelle zu nennen die Grössenänderung, welche die Pupille bei Wechsel in der Belichtung erfährt. Die einfallende Menge von Licht wird dadurch im Verhältniss zu seiner Stärke, bezw. zum Helligkeitseffecte regulirt. Für die verschiedenen Lichtarten geht die Pupillengrösse nicht mit deren objectiver Intensität parallel, sondern mit der subjectiven Helligkeit der Empfindung, wie sie von dem gewählten Lichtreize, je nach dem veränderlichen Erregbarkeitszustande des Sehorgans hervorgerufen wird (Sachs). Die Grundlage dieses Anpassungsvorganges ist noch nicht hinlänglich geklärt. Das bezügliche Problem erscheint besonders dadurch complicirt, dass die isolirte Iris gewisser Kaltblüter dieselbe Reactionsweise zeigt.

Daran schliesst sich die Abänderung, welche der bilderzeugende Apparat je nach der Entfernung (nach Heinrich auch nach dem Gesichtswinkel) des Gegenstandes der grössten Aufmerksamkeit und damit der Fixation erfährt — die Accommodation im weitesten

Sinne. Der Nutzeffect, auf welchen diese Zustandsänderung der Muskeln der Iris und des Ciliarkörpers — durch die mechanischen Folgen an Pupille und Linse — gerichtet ist, besteht in der nach Intensität und Qualität möglichst verschiedenen Reizung der Einzelelemente des Neuroepithels und zwar in einer Vertheilung der Einzelreize, welche der relativen Lage der einzelnen Lichtquellen im Aussenraume angenähert entspricht — folglich die möglichste Detaillirung des Anschauungsbildes. (Dieses Verhalten wird gewöhnlich in die zu weit gehende Forderung möglichst scharfer Abbildung auf der Netzhaut gekleidet.) Mit dieser Begriffsbestimmung ist überhaupt die physiologische Bedeutung der Bilderzeugung im Auge gekennzeichnet.

Die Grenze der Accommodationsleistung, welche beim Menschen ausschliesslich eine solche „für die Nähe" ist, erscheint nach Hess beim Normalen durch die Elasticität der Linse, nicht durch das viel weiter gehende Contractionsvermögen des Ciliarmuskels gegeben. Die accommodative Innervation hat Hering als doppelseitig erwiesen: die Innervation des Ciliarmuskels erscheint dabei mit einer solchen der Irismusculatur streng associirt, während der Zusammenhang mit der Convergenz im Sinne einer Anpassung (entsprechend der sog. relativen Accommodationsbreite) laxer und durch Übung innerhalb gewisser Grenzen lösbar ist. Inwieweit noch andere Innervationen mit der Accommodation associirt sind, bleibe hier unerörtert. — An die von Hering erkannte fundamentale Bedeutung des Contrastes für die Begrenzung und Detaillirung der Anschauungsbilder kann hier nur im Vorübergehen erinnert werden. Die als Simultancontrast bezeichnete gegensinnige Secundärwirkung, welche das Licht, bezw. sein Primäreffect, in der Umgebung der direct gereizten Elemente erzeugt, beseitigt und mindert im Verein mit der örtlichen Aenderung der Erregbarkeit die Wirkung der Abbildungsfehler, welche durch die sphärische, chromatische, diffractive Aberration und die sonstigen Unvollkommenheiten des dioptrischen Apparates gegeben sind. So erhalten wir scharfe Anschauungsbilder trotz recht mangelhafter Netzhautbilder.

Von höchster Bedeutung für die Nutzleistung unseres Licht- und Farbensinnes ist die automatische Regulirung der Erregbarkeit des nervösen Apparates, das Adaptationsvermögen. Hering verdanken wir die Klarlegung dieser allgemeinen Lebenseigenschaft, vermöge deren die lebendige Substanz ihre Erregbarkeit den jeweiligen Reizverhältnissen anpasst, sie mindert bei Zunahme, sie steigert bei Abnahme oder Wegfall des Reizes. Die durch den Reiz zunächst gesetzte Störung des Stoffwechselgleichgewichtes führt nach Hering bei Andauer des Reizes zu einem neuen, allonomen Gleichgewichtszustand: bei endlichem Aufhören des Reizes, der zu einer „Lebensbedingung“ geworden war, tritt eine neuerliche Gleichgewichtsstörung, eine wesentlich gegensinnige Reaction ein. Ein Beispiel hiefür ist der Successivcontrast, die Erscheinung der Nachbilder auf dem Gebiete des Licht- und Farbensinnes.

Das Wachsen der sogen. Lichtempfindlichkeit, besser der Weisserregbarkeit bis zu einem gewissen Maximum in der Dämmerung oder gar bei Lichtabschluss ist altbekannt. Bei länger dauernder Einwirkung farbiger Beleuchtung beobachten wir einerseits eine Minderung der bezüglichen farbigen Erregbarkeit, die sich durch Abnahme der Sättigung des farbigen Eindrucks eventuell bis zur Farblosigkeit ausspricht (rascher für Roth und Grün als für Gelb und Blau), andererseits eine Steigerung der gegenfarbigen Erregbarkeit.

Diese achromatische und chromatische Adaptation besteht ebenso gut local für die einzelne Netzhautstelle — die erstere für die stäbchenfreie Netzhautgrube allerdings in geringerem Ausmaasse als für das indirecte Sehen — wie für das gesammte Sehorgan. Die Abstufung der Weisserregbarkeit je nach den bestehenden Weissreizen ermöglicht — im Verein mit der Regulirung der Lichtmenge bezw. Reizstärke durch die Pupille — nach Hering das Gleichbleiben des Helligkeitseindruckes seitens eines Gegenstandes bei der zu verschiedenen Zeiten ganz differenten Tagesbeleuchtung. — Bei Beleuchtung mit gemischtem, nicht homogenem farbigen Lichte, z. B. mittelst farbiger Gläser, bedingt die Abnahme des farbigen Reizwerthes der vorwiegend vertretenen Lichtarten und die Zunahme des gegenfarbigen Reizwerthes der schwächer (im Gaslicht allerdings zu schwach!) enthaltenen Lichtarten doch im Wesentlichen die gleichen Eindrücke, wie wir sie bei Beleuchtung mit Tageslicht erhalten, das alle jene Lichtarten in bestimmten Verhältnissen in sich schliesst. Die durch ein mässig stark tingirtes Glas gesehene Aussenwelt — gerade vor der Stelle unseres deutlichsten Sehens liegt gelbes Pigment — gewinnt allmählich ihre sogen. natürlichen Farben wieder. Von solchen sprechen wir ja trotz der überhaupt wechselnden Zusammensetzung des reflectirten Himmelslichtes. Im Verein mit dem Reproductionsvermögen oder Gedächtnis ermöglicht uns also, wie Hering dargelegt hat, die Anpassung der Erregbarkeit das Wiedererkennen der Aussendinge nach Helligkeit und Farbe.

Die Breite der Hell-Dunkeladaptation ist, wie schon Goethe bemerkte, individuell verschieden, anscheinend im Alter geringer. Unter gleichaltrigen Normalen dürften wesentlich zwei Typen vertreten sein, von denen der eine die mittel- und kurzwelligen Strahlungen in einem Zustande vorgeschrittener Helladaptation besser (Blausichtigkeit nach Hering), in einem Zustande vorgeschrittener Dunkeladaptation jedoch schlechter auszuwerthen scheint als der andere, der Gelbsichtige, der sich für herabgesetzte Beleuchtung rascher und ausgiebiger adaptirt. — Das Vermögen der Dunkeladaptation erweist sich innerhalb längerer Versuchsreihen als ermüdbar.

Mit der Aenderung des Zustandes der Weisserregbarkeit wird allerdings zugleich das bisherige Gleicherscheinen farbloser Lichter von verschiedener Zusammensetzung aufgehoben: das Ausmaass dieser Störung scheint individuell recht verschieden gross zu sein. Eine erhebliche Aenderung derselben Art zeigen farblose Helligkeitsgleichungen, welche im stark indirecten Sehen zwischen einem kleinen, für die directe Betrachtung farbig erscheinenden Felde und seiner farblosen Umgebung hergestellt worden sind. Auch gilt, wenigstens im Zustande vorgeschrittener Helladaptation, eine farblose Gleichung nicht für alle Netzhautstellen (natürlich ausserhalb der Macula). Wir finden demnach, dass bei Gleichbleiben der Reize, aber Wechsel des Zustandes des Sehorgans oder Wechsel der Netzhautstelle nicht bloss die Qualität der Empfindung, hier speziell die farblose Helligkeit, sich ändert, sondern auch die frühere Gleichheit der Eindrücke von zwei verschiedenartigen Reizen aufhört. Diese Abhängigkeit farbloser optischer Gleichungen von der im übrigen normal ablaufenden Adaptation ist bei der als Grünblindheit bezeichneten Form der Rothgrünblindheit sehr deutlich, bei der sogen. Rothblindheit gering oder fehlend, wie auch bei der totalen Farbenblindheit. Der bezügliche leicht feststellbare Unterschied jener beiden Formen steht ihrem verschiedenen Verhalten in Bezug auf Gelbsichtigkeit bezw. Blausichtigkeit nach Hering zur Seite.

Die locale Anpassung der farblosen wie farbigen Erregbarkeit ist im Gegensatze zum simultanen Contraste auf den Ausgleich der örtlichen Erregungsunterschiede gerichtet. Ihre hohe Nutzwirkung liegt in der Säuberung des Sehfeldes von den Schatten der Objecte, die im Inneren unseres Auges gelegen sind, wie die fliegenden Mücken, und die Netzhautgefässe, sowie von der Färbung durch den gelben Fleck (und durch die nicht farblose Linse).

Nur in Parenthesi sei hier erinnert an die Sehpurpuranhäufung bei Lichtmangel, sowie an die Verlagerung der Pigmentkörperchen im äusseren Retinalblatte unter dem Einflusse der Belichtung. Der letztere Vorgang ist allerdings bisher nur für Fische, Amphibien, Reptilien und Vögel nachgewiesen. Eine gewisse Beziehung des Sehpurpurs zur Dunkeladaptation ist nicht unwahrscheinlich. Die Einschiebung von braunem Pigment zwischen die Aussenglieder der Stäbchen und Zapfen bei Belichtung könnte andererseits die Bedeutung von Absorption des intraepithelialen Zerstreuungslichtes (vorwiegend seiner kurzwelligen Strahlungen) haben.

Auf dem Gebiete des Raumsinnes liessen sich die aus der Erfahrung gewonnenen Beweggründe der Localisation in gewisser Hinsicht den Anpassungserscheinungen zuzählen: so die Tiefenlocalisation nach der Perspective, nach der Vertheilung von Licht und Schatten, nach der parallaktischen Verschiebung bei Lageänderung des Beobachters und der Objecte u. a. — Einen Übergang zum Pathologischen bildet die Lageänderung, welche die gesammten gleichzeitigen Gesichtseindrücke, das Sehfeld nach HERING, im Verhältniss zum Kopfe und Körper (bezw. zu deren „Fühlbild") bei gewohnheitsmässiger Benutzung nur eines Auges, beispielsweise bei Mikroskopikern, Jägern, erfährt. Das „Centrum der Sehrichtungen"[1] rückt aus der normalen etwa medianen Lage

[1] Das von HERING aufgestellte Gesetz der identischen Sehrichtungen correspondirender Stellen besagt, dass die Elemente beider Netzhäute von Geburt auf paarweise die Eigenschaft besitzen, ihre Eindrücke in derselben Richtung zum eigenen Kopfe, in „identischer Sehrichtung" zur Anschauung zu bringen. Den gemeinschaftlichen Zielpunkt, das Centrum der Sehrichtungen kann man sich etwa an der Stelle der Nasenwurzel denken. Die physiologische Eigenthümlichkeit der Elemente des Sehorgans, welche der Raumqualität unserer Gesichtsempfindungen zu Grunde liegt, also der functionale „Breitenwerth" und „Höhenwerth" ist nicht eine Function der geometrischen Breiten- und Höhenabweichung der bezüglichen Netzhautelemente von der Netzhautmitte, sondern geht jener nur im Allgemeinen ziemlich parallel.

nach der Seite dieses Auges hin. Auch unter den Verhältnissen des gewöhnlichen Sehens könnten sich dann die Eindrücke des anderen Auges als minderwerthig erweisen, könnte eine innere Hemmung für dessen Einzelsehfeld im Gegensatze zur normalen Gleichwerthigkeit beider (im Dauereffecte) bestehen.

Sehr bedeutsam sind auch die physiologischen Anpassungsphänomene am Bewegungsapparate des Auges. Wenn sich der Gegenstand der grössten Aufmerksamkeit in den beiden Augen auf sog. disparaten Elementen abbildet, denen angeborener Weise keine gemeinsame Verknüpfung, keine gemeinschaftliche Sehrichtung zukommt, so wird eine Bewegung ausgelöst, welche auf die Einstellung der beiden Gesichtslinien nach jenem Object abzielt. Diese „Fusionsbewegung" ist also dahin gerichtet, die Doppelbilder zur Deckung und Verschmelzung zu bringen. Mit diesem innerhalb gewisser Grenzen auch erreichten Effecte wird eine verschiedene Reizung und ein diesbezüglicher Wettstreit der beiden Netzhautmitten ausgeschlossen und eine stereoskopische Tiefengliederung des Sehraumes relativ zu dem fixirten Gegenstande, präciser: zu dem neuen Kernpunkte (Hering) herbeigeführt. Die in Mehrung oder Minderung der Convergenz bestehenden Fusionsbewegungen bei reiner Breitendisparation sind der Willkür unterworfen. Bei ihnen findet auch im Falle von wahrnehmbarer Stellungsänderung nur des einen Auges doch keine Ausnahme vom HERING'schen Gesetze der doppelseitigen Innervation statt: an dem einen Auge halten sich, wie HERING gezeigt hat, zwei Innervationen im Allgemeinen das Gleichgewicht, an dem anderen addiren sie sich. Durch besondere Versuchsbedingungen lassen sich auch unwillkürliche Fusionsbewegungen bis zu einem gewissen Grade von Divergenz, ferner solche bei Höhenverschiebung oder Verdrehung der beiden Einzelgesichtsfelder gegeneinander erzwingen. Für diese Verticalbewegung vermuthet REDDINGIUS eine analoge doppelseitige Innervation wie bei der einseitigen Lateralbewegung; die gleichmässige Vertheilung der Rollung auf beide Augen ist als sicher erwiesen anzusehen. Die beiden letzteren Arten von Fusionsbewegung sind durch ihren langsamen Ablauf und ihre Nachwirkung ausgezeichnet. Durch die erwähnten Stellungsänderungen gewinnen die Augen so zu sagen auf reflectorischem Wege eine neue Gleichgewichtslage, von welcher aus sie nun Bewegungen in Folge Verlagerung der Aufmerksamkeit oder in Folge der Willkür auszuführen vermögen (HOFMANN und BIELSCHOWSKY). Dieses Anpassungsvermögen des Tonus der Augenmuskeln, welches unbeschadet der angeborenen Verknüpfung „beider Hälften des vom Willen gelenkten Zwiegespanns“ (HERING) besteht, garantirt erst die normale Verwerthung der angeborenen fixen sensorischen

Verbindung oder Correspondenz der beiden Netzhäute zum binocularen Einfachsehen. Trotz eventueller Verschiedenheiten der fötalen Muskelbildung an beiden Augen wird dadurch mit dem Beginn der Gesichtswahrnehmung eine neue, richtige Stellung der beiden Augen herbeigeführt und als tonische Gleichgewichtslage aufrecht erhalten, die von der eigentlichen Ruhelage, wie sie im Schlafe und in der Narkose manifest zu werden scheint, nicht unerheblich nach Breite, Höhe und Rollung verschieden sein kann (Hofmann und Bielschowsky). Ob sich schliesslich die Ruhelage selbst in jener Richtung verschieben kann, durch Correctur der Muskellänge und -stärke (Marey), bleibe dahingestellt. — Anpassungscharakter verräth auch die gleichsinnige Rollung beider Augen bei seitlicher Neigung des Kopfes, insofern sie — allerdings ohne vollständigen und dauernden Erfolg — auf Erhaltung der aufrechten Stellung der Längsmittelschnitte, deren geringe Abweichung vom Lothe in der Primärstellung übrigens etwas schwankt, gerichtet ist. Doch ist dieser Vorgang durch die gleichzeitige Aenderung der scheinbaren Verticalen complicirt, welche gewöhnlich, aber nicht ausnahmslos, nach der Seite der Neigung hin erfolgt (Aubert, Mulder).

Nicht weniger reich und interessant sind die pathologischen Anpassungsphänomene, die allerdings zum grossen Theile erst in neuerer Zeit genauer in Arbeit genommen worden sind: so manche harren noch der Untersuchung.

Bezüglich des dioptrischen Apparates verdanken wir Hering den Nachweis, dass die angeborene Association bestimmter Grade von Accommodations- und Convergenzinnervation innerhalb ziemlich weiter Grenzen lösbar, bezw. verschieblich ist. Derselbe Forscher stellte auch den Anpassungscharakter dieses so wichtigen Vorganges, welcher die Mehrzahl der Ametropen vor Schielen bewahrt, dahin klar, dass für den Myopen bei Convergenz auf seinen Fernpunkt eine gleichzeitige Accommodation nur von Schaden wäre, für den Hypermetropen bei einem gewissen Convergenzgrade der diesen normaler Weise begleitende Accommodationsgrad unzureichend wäre. Wir finden daher unter dem Zwange des binocularen Einfachsehens eine Verstärkung oder Minderung der Convergenzinnervation relativ zu der mit der aufgewendeten Accommodationsgrösse normaler Weise associirten Convergenzgrösse: die letztere tritt in reinen Fällen zu Tage, sobald die Möglichkeit binocularen Einfachsehens aufgehoben wird.

Da die Completirungsvorgänge der Regulation bezw. Regeneration — sowohl die Typisches auf typischem (embryogenetischem) oder atypischem Wege liefernden, als die Atypisches ergebenden (Roux) — allerdings nur zum Theile, als Anpassungserscheinungen aufgefasst werden können, sei hier auch des atypischen Ersatzes der künstlich entfernten Tritonlinse seitens des retinalen Irisepithels (von dessen äusserem Blatte Grynfellt übrigens den Musculus dilatator pupillae embryologisch herleitet), sowie der Neubildung des Tritonbulbus von einem kleinen Reste aus gedacht. Das damit gegebene biologische Problem ist ja von G. Wolff und von H. Driesch eingehend erörtert worden. — Auf dem Gebiete des Lichtsinnes kann man in dem negativen Charakter von Skotomen den Effect einer Anpassung sehen.

Mannigfache Anpassungsphänomene bezüglich des optischen Raumsinnes und Bewegungsapparates hat die Untersuchung der Schielenden aufgedeckt. Bezüglich der Correspondenz der Netzhäute[1] finden wir bei einer grossen Zahl von Schielenden eine doppelte Störung vor. Einerseits lässt sich eine Ungleichwerthigkeit beider Einzelsehfelder, eine innere Hemmung

[1] Dieselbe ist nach Hering's classischen Untersuchungen zu definiren als eine fixe Sehrichtungsgemeinschaft gewisser Paare von Netzhautelementen, welche antagonistischen Tiefenwerth besitzen, einen im Wettstreit wechselnden, doch zu einer Constanten sich ergänzenden und im Dauereffect (von Contouren unter gewissen Bedingungen abgesehen) wohl

der Eindrücke des schielenden Auges nachweisen. Die Sehschärfe des einen Auges erscheint, so lange die Fixationsabsicht auf das andere Auge gerichtet ist und jenes sich in Schielstellung befindet, vermindert[1], die ihm gebotenen Contouren oder Farben werden von den concurrirenden Eindrücken des fixirenden Auges mehr oder weniger übertönt. Die von mir gebrauchte Bezeichnung „innere Hemmung“ ist zunächst eine rein phänomenologische: die zahlreichen hiefür in Betracht kommenden Factoren, wie verschiedene Uebung im Fixiren, Vertheilung der Aufmerksamkeit, Schwankungsbreite der Schielstellung, Concurrenz seitens der sehrichtungsgleichen Eindrücke des fixirenden Auges (Abbildungsverhältnisse überhaupt) und Hemmung κατ' ἐξοχὴν bedürfen noch der genaueren Analyse. Die eigentliche Hemmung scheint an den verschiedenen Stellen verschieden stark sein zu können; sie kann, wenigstens unter gewissen Beobachtungsbedingungen, auf die schie-

gleichen Antheil am Sehfelde haben, und von denen das eine Glied unter Hemmung des Eindruckes des zweiten mit je einem von gewissen anderen Elementen zusammenwirken kann, indem die beiden die Sehrichtung des „mittleren“ Elementenpaares annehmen und zugleich einen stereoskopischen Effect vermitteln.

[1] Aus einer bezüglichen messenden Charakterisirung, wie sie unter gewissen Beobachtungsbedingungen (speciell bei ruhendem Blick) gewonnen werden kann, lässt sich natürlich nicht sicher auf das Verhalten beim gewöhnlichen Sehen schliessen.

lende Fovea und die mit der fixirenden Fovea jeweils sehrichtungsgleiche Region beschränkt erscheinen (SCHLODTMANN). Der Anpassungscharakter dieser eventuell regional verschiedenen und vielleicht auch je nach den Abbildungsverhältnissen verschiedengradigen Anomalie findet darin seinen Ausdruck, dass in erster Linie durch dieselbe die Störung durch Doppeltsehen bei Schielenden beseitigt oder wenigstens gemindert ist. Diese Anpassung ist schon bei der ersten Gruppe (mit normaler Lage beider Einzelsehfelder zu einander) — nach der von mir vorgeschlagenen Eintheilung der Schielenden bezüglich der Art ihres Sehens speciell unter den gewöhnlichen Verhältnissen — nachzuweisen: daraufhin wären auch Fälle von periodischem Schielen zu untersuchen.

Andererseits ergiebt sich — bei der zweiten und dritten Gruppe der Schielenden — eine anomale Lage der beiden Einzelsehfelder zu einander. Dieselben können der Breite und der Höhe nach, auch im Sinne von Drehung gegen einander verschoben sein. Da wenigstens bei mässigen Graden von innerer Hemmung bezüglich des schielenden Auges die Möglichkeit einer gewissen zeitweiligen binocularen Mischung von verschiedenen Helligkeiten oder Farben, also einer gleichzeitigen Verwerthung selbst verschiedenartiger sehrichtungsgleicher Eindrücke besteht, spreche ich von einer anomalen Sehrichtungsgemeinschaft, nicht bloss von Sehrichtungsgleichheit oder Sehrichtungsparallelismus der Netzhäute[1]: die Elemente der fixirenden Netzhautgrube stehen in sensorischer Beziehung mit excentrischen Elementen im schielenden Auge und umgekehrt. Im Deckungsbereiche der beiden Einzelsehfelder überwiegen, bei Reichthum beider an Contouren oder bei Verschiedenfarbigkeit beider, nur in einer Gegend ausserhalb des Fixationspunktes die Eindrücke des schielenden Auges: dortselbst erscheinen nämlich die Eindrücke der schielenden Fovea. Die Fälle von absolut und dauernd exclusivem Verhalten der sehrichtungsgleichen Eindrücke des fixirenden und des schielenden Auges, also unter den verschiedenen Abbildungsverhältnissen ausnahmslosem Bestande des Sehfeldes aus rein unocularen Theilen betrachte ich als Grenzfälle. Zur Feststellung der getrennten

[1] Umso eher dürfte, wenigstens zeitweise, eine gleichzeitige Verwerthung g l e i c h artiger sehrichtungsgleicher Eindrücke, also eigentliche binoculare Deckung, nicht bloss Combination unocularer Sehfeldstücke zu Stande kommen. — Weitere Gründe für obige Aufstellung sehe ich in der Möglichkeit, binocularen Farbencontrast hervorzurufen, in dem zeitweiligen Wechsel der anomalen Localisationsweise beider Einzelsehfelder mit der normalen, ferner in den Fällen von regionalem, selbst von gleichörtlichem (unoculare Diplopie) Nebeneinanderbestehen beider im selben Auge. Auch aus der Feststellung einer doppelseitigen Innervation bei einseitiger Correctivbewegung, ebenso aus der sonderbaren Bewegung beider Augen bei Wechsel der Fixationsabsicht zwischen zwei in den Gesichtslinien befindlichen Objecten (in dem mich selbst betreffenden Falle) lässt sich ein Argument zu Gunsten jener Auffassung herleiten.

Localisation seitens beider Foveae (für Objecte in beiden Gesichtslinien, sowie für entoptische Eindrücke; zwei Maxima der Sehschärfe u. a.) und der übereinstimmenden oder in nicht-normaler Weise verschiedenen Localisation nicht correspondenter Elemente (haploscopische Combinationsbilder — paradoxe Doppelbilder) habe ich mich mehrerer Methoden bedient, unter denen sich die Verwendung von entoptischen Eindrücken, speciell von Nachbildern, als ganz praktisch und fruchtbar erwiesen hat. — Doch ist ihre Verwerthung, besonders wenn man sich ihrer ausschliesslich bedienen wollte, durch die Möglichkeit beschränkt, dass schon durch das Einprägen von Nachbildern die Localisationsweise und die Schielstellung gegenüber dem Verhalten beim gewöhnlichen Sehen geändert werden könnte. — Das erworbene Surrogat, die anomale Sehrichtungsgemeinschaft der Netzhäute ist wesentlich verschieden von der normalen Beziehung oder Correspondenz, deren angeborene Grundlage Hering erwiesen hat. Im Gegensatz zur Correspondenz ist die erstere nicht fix, sondern wechselt (z. Th. abhängig von den Abbildungsverhältnissen, besonders der Objecte der Aufmerksamkeit, s. unten, Schlodtmann und Tschermak) innerhalb gewisser, manchmal sehr weiter Grenzen — ein Verhalten, welches nur durch die Verwendung von entoptischen Eindrücken, speciell von Nachbildern, völlig einwandsfrei festgestellt werden konnte. Auch macht die anomale Localisationsweise beider Einzelsehfelder unter gewissen Umständen vorübergehend der normalen Platz, ja beide können neben einander bestehen mit einäugigem Doppeltsehen als Folge. — Die dabei (ob aber in allen Fällen?) bestehende innere Hemmung bezüglich des schielenden Auges bedingt einen weiteren Unterschied. Endlich fehlt der anomalen Beziehung der Netzhäute anscheinend mit Ausnahme gewisser Fälle die Verknüpfung eines stereoskopischen Effects mit mässig querdisparater Abbildungsweise: in jenen Fällen hingegen scheint ein solcher andeutungsweise erzielbar zu sein. Angesichts dieser so verschiedenen Natur erscheint es mir unzulässig und wegen der Consequenzen bedenklich, etwa von einer anomalen Correspondenz oder erworbenen Identität zu sprechen.

Der Anpassungscharakter dieser interessanten Abänderung ist durch deren Gerichtetsein auf Sicherung gegen Doppeltsehen und wohl auch auf Wiederherstellung eines gewissen Grades von binocularem Einfachsehen klar ausgesprochen. Bezügliche Schlüsse lassen sich auch aus der Thatsache ableiten, dass — wenigstens bei gewissen Schielenden — die Abbildungsverhältnisse besonders der Objecte der Aufmerksamkeit in beiden Augen (ob durchwegs oder theilweise binocular oder unocular, ob gleich- oder verschiedenfarbig) die Art ihres Zusammenarbeitens, die Form der Sehrichtungsgemeinschaft (die anomale schwankt auch dann noch) und zudem de Schielstellung bestimmen [1] (SCHLODTMANN und TSCHERMAK). Die Aenderung der letzteren erlischt aber bei der dritten Gruppe der Schielenden gewöhnlich bereits, ehe das Bild im Schielauge die mit der fixirenden Fovea eben sehrichtungsgleiche Netzhautstelle erreicht hat, vielleicht in Folge der in ihrer Nähe eintretenden oder zunehmenden inneren Hemmung. Zugleich mit einer Aenderung der relativen Localisationsweise beider Sehfelder dürfte sich auch die Vertheilung der inneren Hemmung entsprechend ändern. Der Wechsel der Schielstellung bei Aenderung der Abbildungsverhältnisse lässt sich, gleichgiltig in welcher Beziehung er zum Wechsel der Localisationsweise steht, als Anpassungserscheinung relativ zu diesem auffassen (s. unten). In der Veränderung der Sehrichtungsgemeinschaft selbst lässt sich ein solcher Charakter nur insofern erkennen, als die Verschiebung der beiden Sehfelder aus der normalen Deckungsweise, und in Parallele die Abweichung der Augen von der richtigen Einstellung, unter den Verhältnissen des gewöhnlichen Sehens

[1] Dieser Umstand bedarf sowohl bei der Feststellung der Verschiebung beider Sehfelder gegen einander wie bei der Bestimmung der Schielstellung ganz besonderer Beachtung.

regelmässig geringer zu sein scheint als unter künstlichen Abbildungsbedingungen.

Die äussere Möglichkeit binocularen Einfachsehens finden wir nur bei der zweiten Gruppe der Schielenden gegeben, d. h. in jenen Fällen, in denen bei gewöhnlicher Beobachtungsweise die Schielstellung wenigstens unter gewissen in praxi verwertheten Umständen, z. B. für eine gewisse Distanz oder eine gewisse Lage der „Blickebene", eine der eben geltenden anomalen Sehrichtungsgemeinschaft entsprechende ist und demnach das Bild des fixirten Objects im schielenden Auge auf eine mit der anderen Fovea sehrichtungsgleiche Stelle fällt.[1] Inwieweit dabei thatsächlich, speciell unter gewöhnlichen Verhältnissen, die anomale Beziehung der Netzhäute zu binocularem Einfachsehen verwerthet wird und wie es sich diesfalls mit der inneren Hemmung verhält, bleibt allerdings in jedem Einzelfalle erst festzustellen. Überhaupt bedeutet der Begriff der anomalen Sehrichtungsgemeinschaft nur einen zusammenfassenden Schluss aus einer Reihe von Versuchsergebnissen, nicht etwa eine Theorie vom Sehen der Schielenden überhaupt: eine solche kann

[1] Um diesen Zustand aufrecht zu erhalten, müssten sich ein eventuelles Schwanken der Sehrichtungsgemeinschaft und (ein gleichsinniges) der Schielstellung gerade compensiren.

m. E. heute überhaupt noch nicht gegeben werden. — Für die dritte Gruppe, bei welcher unter gewöhnlichen Verhältnissen[1] vom fixirten Objecte aus im schielenden Auge nicht eine Stelle von gleichem Höhen- und Breitenwerthe mit der Fovea der anderen Seite gereizt wird, liegt wohl folgende Annahme vorläufig am nächsten. Die mit der gegenwärtigen Schielstellung discrepante Sehrichtungsgemeinschaft der Netzhäute sei in einem früheren Stadium erworben worden, in welchem die Schielstellung eine entsprechend andere war. Allerdings ist diese Construction früherer Schielphasen nicht unbedenklich. Nunmehr besteht die Disposition zum Doppeltsehen und zwar in sog. paradoxen (der Correspondenz nicht entsprechenden) Doppelbildern, deren Wahrnehmung allerdings durch die innere Hemmung behindert ist.

Der Anlass zu jenem Anpassungsvorgange, zur Herstellung oder „Erwerbung“ einer neuen, anomalen Beziehung der Netzhäute dürfte wohl dadurch gegeben werden, dass in Folge der nicht durch eine Fusionsbewegung beseitigten Abweichung des einen Auges die Gegenstände der Aufmerksamkeit gewisse Paare nichtcorrespondirender Netzhautelemente (allerdings mit jedem

[1] Unter gewissen Versuchsbedingungen kann jedoch vorübergehend ein Verhalten wie bei der zweiten Gruppe eintreten (SCHLODTMANN).

Schwanken der Schielstellung wechselnd!) in gleichartige Erregung versetzen. Doch ist jener Prozess noch durchaus dunkel.

Mit dieser Abänderung in Bezug auf die relativen Raumwerthe erweist sich, wenigstens in gewissen Fällen, eine Anpassung des oculimotorischen Apparates combinirt, welche in dem Eintreten einer „Correctivbewegung" des schielenden Auges ihren Ausdruck findet. Dieselbe tritt ein bei einer Aenderung der Abbildungsverhältnisse zumal der Gegenstände der Aufmerksamkeit z. B. bei Freigeben des zuvor verdeckten Schielauges, was Bielschowsky zuerst gesehen hat. Diese langsame, über das sonstige Oscillationsbereich der Schielstellung deutlich hinausgehende Lageänderung ist, wie bereits erwähnt, mit einer Aenderung der relativen Localisationsweise beider Sehfelder verknüpft und darauf gerichtet, speciell das Fixationsobject trotz der Verschiebung der beiden Sehfelder gegen einander auf sehrichtungsgleichen Netzhautstellen beiderseits zur Abbildung zu bringen, also durch Compensation der Wirkung der Localisationsänderung die äussere Möglichkeit binocularen Einfachsehens herzustellen bezw. festzuhalten (keine Scheinverschiebung der Eindrücke, welche das Schielauge von Aussendingen erhält, gegenüber jenen des Fixirauges zu Stande kommen zu lassen). Die Aenderung der Schielstellung erfolgt ja regelmässig in demselben Sinne (aber nicht Ausmaasse!) wie die Verlagerung der Sehfelder gegen einander. — Man könnte zunächst die erstere als eine Folge der letzteren, also als eine Folge nunmehr disparater (sehrichtungsungleicher) oder geändert disparater Abbildung der Objecte der Aufmerksamkeit beiderseits auffassen. Hingegen erscheint die Vorstellung einer Abhängkeit der Localisationsänderung von dem Wechsel der Schielstellung ausgeschlossen (Schlodtmann). Wohl aber bleibt die Möglichkeit einer gemeinsamen Verursachung, also einer Coordination beider Effecte bestehen. — Eine Wahrnehmung des „paradox" localisirten Schielaugenhalbbildes ist für den Eintritt der Correctivbewegung nicht Vorbedingung. Dieser einseitig erscheinenden Bewegung liegt jedoch in Übereinstimmung mit dem Hering'schen Innervationsgesetze des Doppelauges eine doppelseitige Innervation zu Grunde: das fixirende Auge erfährt nämlich gleichzeitig eine gewisse Rollung um die Gesichtslinie. — Das beschriebene Verhalten erinnert in mancher Hinsicht an die Fusionsbewegungen beim Normalen. Allerdings führt in den Fällen der dritten Gruppe diese Aenderung der tonischen Gleichgewichtslage, welche auch bei gleichbleibenden Abbildungsverhältnissen schwankt und von der eigentlichen Ruhelage zu unterscheiden ist, gewöhnlich nicht zu dem angedeuteten Effecte.

Endlich zeigt auch die absolute Localisation des Sehfeldes zum eigenen Körper bezw. zu dessen Fühlbild bei Schielenden eine Abänderung, in welcher ich wenigstens z. Th. gleichfalls eine Anpassungserscheinung sehen möchte. So muss in dem mich selbst betreffenden Falle der dritten Gruppe unter den Verhältnissen des gewöhnlichen Sehens einem Objecte je nach Fixation mit dem rechten oder linken Auge eine wesentlich verschiedene Lage im Aussenraume gegeben werden, um es „gerade vorne“ erscheinen zu lassen. Diese allerdings schwankende seitliche Abweichung besteht für alle Entfernungen trotz Umschlagens der Schielstellung aus Convergenz (Ferne) in Divergenz (Nähe) im Sinne von Gleichnamigkeit. Bei jedem Fixationswechsel erfährt auch dementsprechend das gesammte Sehfeld eine seitliche Verlagerung im Sinne von Ungleichnamigkeit. Diese Verlagerung, ebenso die Einstellungsdifferenz für ein bewegliches Fixationsobject ist deutlich geringer, wenn auch das schielende Auge belichtet ist, noch mehr, wenn auch in ihm der fixirte Gegenstand zur Abbildung gelangt, wobei ich denselben in paradoxen Doppelbildern sehe — also bei gewöhnlichen Abbildungsverhältnissen, beim gewöhnlichen Sehen. Wir finden demnach sowohl die relative Localisation der beiden Sehfelder und das Verhalten des oculimotorischen Apparates, als auch die absolute Localisation abhängig von den jeweiligen Abbildungsverhältnissen. — Ferner nähern sich die Einstellungsorte — die beiden „Hauptlinien oder längsgerichteten Hauptflächen des Gesichtsraumes“ bezeichnend — bei mir selbst mit zunehmender Accommodation mehr und mehr. In einem anderen Falle fand ich hingegen bei dauerndem Divergentschielen eine Ueberkreuzung der „Hauptlinien“ in ca. 34 cm Abstand vom Beobachter, bis dahin Convergenz, weiterhin Divergenz derselben. Doch es ist hier nicht der Ort, näher auf dieses Erscheinungsgebiet und auf die Frage nach den Grundlagen der absoluten Localisation überhaupt einzugehen.

Schliesslich sei nochmals auf die schon angedeuteten Abänderungen in der Innervation der Augenmuskeln hingewiesen, welche auf Compensation von pathologischen Störungen der Muskelleistung, also auf Erhaltung der normalen Augenstellung in Bezug auf Breite, Höhe und Rollung durch entsprechende Vertheilung des Tonus gerichtet sind (latentes Schielen). Daran schliessen sich die abnormen habituellen Kopfhaltungen, welche bei Störungen des oculimotorischen Apparates, speciell bei Lähmungen, unter dem Zwange des binocularen Einfachsehens eingenommen werden (Hofmann und Bielschowsky).

Die Erkenntniss des relativ weitgehenden Anpassungs- und Regulationsvermögens der individualisirten lebendigen Substanz, wie der einzelnen Organe rückt allerdings die Aussicht auf ein Causalverständniss, auf eine Erklärung der Lebenserscheinungen noch weiter hinaus in unabsehbare Ferne. Wir müssen uns eben mit der phänomenologischen Betrachtung und kritisch-skeptischen Verarbeitung bescheiden und der Mahnung Kant's eingedenk bleiben, dass es der ewige Fehler der menschlichen Vernunft sei, das Gebäude der Speculation viel zu früh fertig zu machen und es erst nachher auf seine Festigkeit zu prüfen oder eine so gefährliche Prüfung überhaupt zu unterlassen.

Druck von Metzger & Wittig in Leipzig.

FSC
www.fsc.org
MIX
Papier | Fördert
gute Waldnutzung
FSC® C083411

Zeitfracht Medien GmbH
Ferdinand-Jühlke-Straße 7
99095 Erfurt, Deutschland
produktsicherheit@kolibri360.de